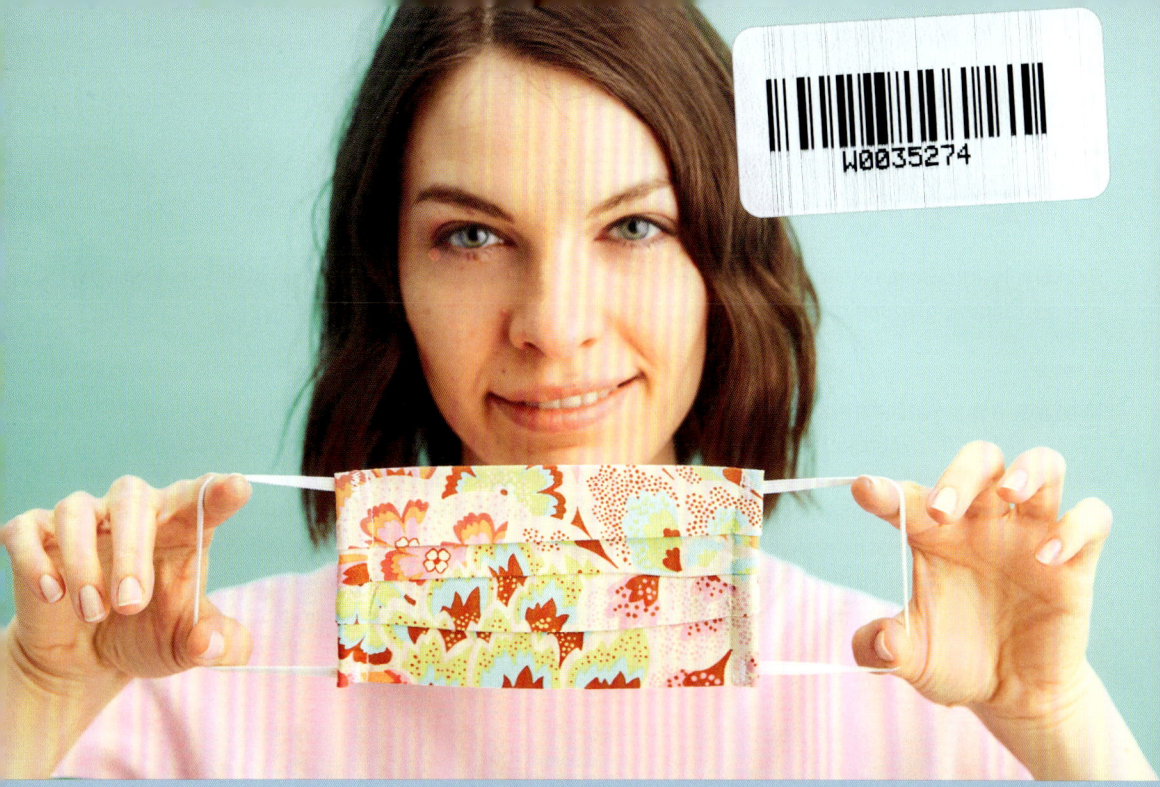

Zu Hause bleiben, Hände gründlich waschen, sich nicht ins Gesicht fassen und Sozial-kontakte beschränken: Das sind die wichtigsten Maßnahmen gegen die Ausbreitung des Corona-Virus.

Obwohl Mund-Nasen-Masken auch im privaten Bereich eine sinnvolle Ergänzung darstel-len, sind diese in der Pandemie jedoch knapp geworden und die Bestände Einrichtungen vorbehalten, die die Masken dringend benötigen.

Das muss aber nicht bedeuten, dass wir darauf verzichten müssen, denn einfache Behelfs-masken lassen sich auch ganz leicht selbst anfertigen. Virologen bestätigen, dass auch selbstgemachte Masken einen wichtigen Beitrag dazu leisten können, die weitere Verbrei-tung des Virus zu verhindern, da sie das Umfeld des eventuell erkrankten Trägers vor der Tröpfchenübertragung schützen.

In diesem Buch findest du Anleitungen, um unterschiedliche, nützliche Masken zu nähen oder zu basteln. Wichtig ist dabei ein guter Sitz sowie das regelmäßige Waschen bzw. Austauschen. Beachte bitte, dass eine selbstgemachte Maske kein Medizinprodukt oder eine persönliche Schutzausrüstung ist und nicht zum Einsatz im Gesundheitswesen oder als Arbeitsschutz bestimmt ist.

Gut und wichtig zu wissen

Das vorsorgliche Tragen einer Mund- und Nasenmaske kann dich nicht vor Erregern schützen – es kann aber eine wirksame Ergänzung zum regelmäßigen Händewaschen und Abstandhalten sein.

Warum eine selbstgenähte Maske hilft

Die Maske hält Tröpfchen ab, wenn du niesen oder husten musst, und kann so dein Umfeld schützen, falls du erkrankt bist. Außerdem verhindert sie, dass du in dein Gesicht fasst, und so eventuelle Viren von den Händen auf deine Schleimhäute überträgst. Sobald du typische Corona-Krankheitssymptome, wie Husten, Halsweh oder Fieber hast, solltest du unbedingt zuhause bleiben und auch nicht mehr zum Einkaufen gehen, deine selbst gemachte Maske ist hier kein hinreichender Schutz. Eine selbst gemachte Maske ist nur für den privaten Gebrauch bestimmt. Sie dient nicht als Schutzausrüstung vor Infektionen oder anderen Schadstoffen.

Hinweise zum Gebrauch der Stoffmasken

- Vor und nach dem Aufsetzen der Maske oder nach deren Berühren müssen die Hände und ggf. die Gesichtspartie mit Seife gewaschen oder mit einem geeigneten Desinfektionsmittel gereinigt werden.

- Damit die Maske ihre Aufgabe erfüllen kann, solltest du sie immer korrekt aufsetzen, sodass sie Mund und Nase bedeckt. Sie sollte perfekt sitzen, sodass du sie während des Tragens nicht mehr anfassen musst.

- Achte beim Ablegen darauf, die Maske nicht mit ungeschützten Händen zu benutzen und sie nicht mit deinem Gesicht in Berührung zu bringen.

- Nach jeder Benutzung muss die Maske mindestens bei 60 Grad gewaschen und sofort getauscht werden, wenn sie durchfeuchtet ist. Alternativ kannst du sie auch für 30 Minuten in den auf 80 Grad vorgeheizten Backofen legen, gründlich mit dem Bügeleisen bearbeiten oder für 3 Minuten in siedend heißes (nicht kochendes) Wasser legen. Du solltest kein Desinfektionsmittel verwenden, da es sich auf Träger sowie Material schädlich auswirken kann.

- Solltest du deine Maske nicht gleich desinfizieren können, bewahre sie sicher in einem verschließbaren Plastikbeutel auf.

- Wenn du Masken für andere Menschen anfertigst, müssen sie nach der Herstellung unbedingt bei mindestens 60 Grad gewaschen und anschließend in einer Plastiktüte verpackt werden.

Hinweise für den Gebrauch eines Schutzschilds

- Vor und nach dem Aufsetzen des Schilds oder nach dessen Berühren müssen die Hände und ggf. die Gesichtspartie mit Seife gewaschen oder mit einem geeigneten Desinfektionsmittel gereinigt werden.

- Achte darauf, dass du den Schutzschild nach jedem Gebrauch sorgfältig mit heißem Wasser abspülst und desinfizierst.

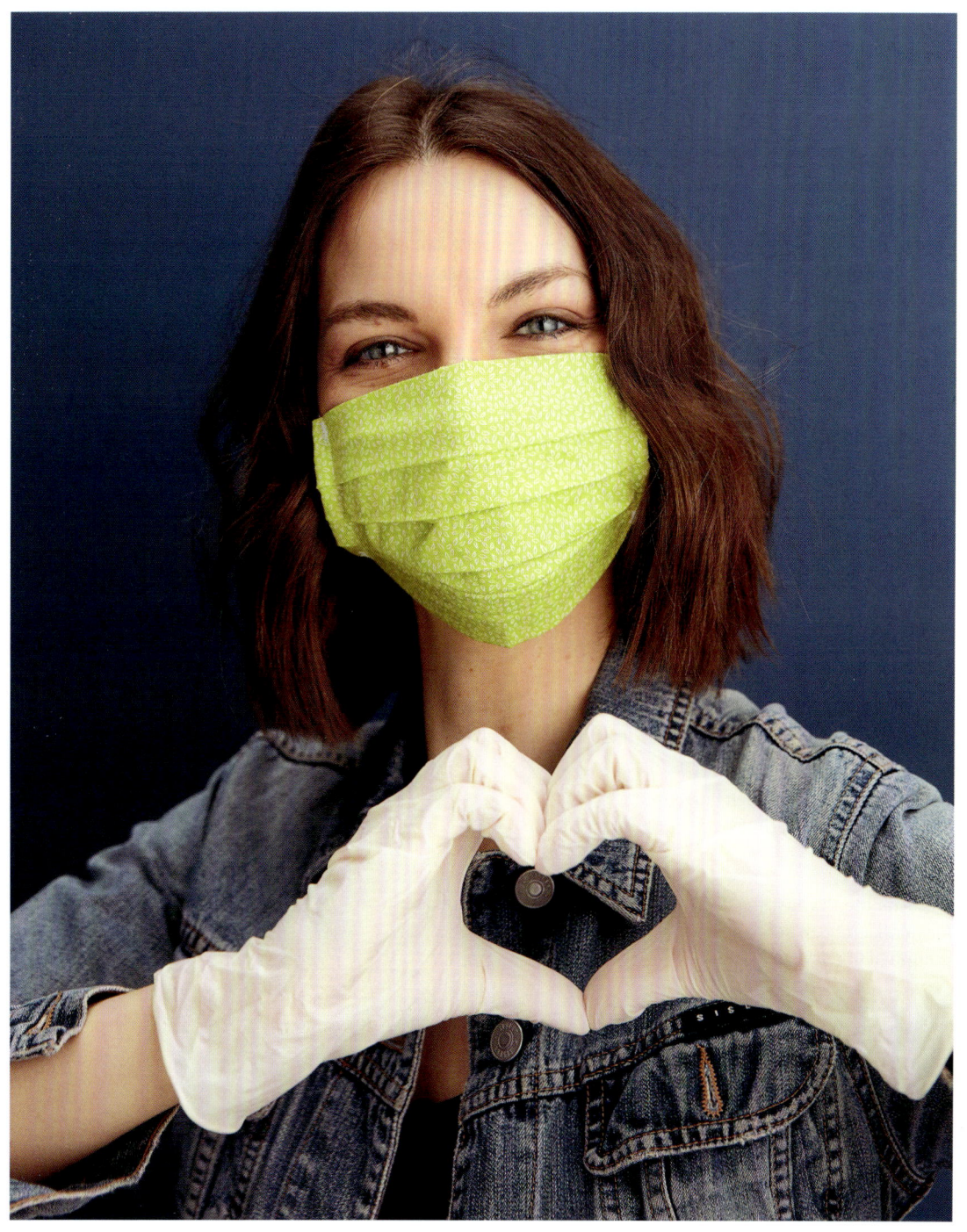

Genähte Behelfsmaske

aus Baumwollstoff

Diese Maske gibt es in drei Größen, die für Kinder (S), Jugendliche und Erwachsene (M/L) geeignet sind. Du brauchst nur wenige Materialien und auch Anfänger können die Maske leicht nähen. Die Behelfsmaske besteht aus 2 Lagen Stoff, durch die überlappende offene Innenseite kannst du noch einen weiteren Filter aus Stoff oder Vlies einschieben. Die Maske solltest du häufig und bei mindestens 60 Grad waschen und sofort tauschen, wenn sie feucht geworden ist.

GRÖSSE
S/M/L

MATERIAL
- Oberstoff (siehe Material-empfehlung), ca. 35 cm x 21 cm
- Gummiband, ca. 0,5 cm breit, 36 cm lang
- dünner, möglichst rostfreier Draht, ca. 14 cm lang
- farblich passendes Nähgarn

NAHTZUGABEN
Das Teil mit 1 cm Nahtzugabe an den schmalen Ober- und Unter-kanten und mit 2 cm an den lan-gen Seitenkanten zuschneiden.

ZUSCHNITT
Das Schnittteil 1x zuschneiden. Alle Markierungen auf das Schnittteil übertragen.

SCHNITTMUSTER-BOGEN 1B

Materialempfehlung
Als Stoff eignet sich Baumwollstoff wie z. B. Baumwollsatin für Bett-wäsche oder Molton, aber auch Jersey und Pikee mit Polyesterbeimischung. Du solltest das gewählte Material vor dem Zuschnitt unbedingt bei hohen Temperaturen vorwaschen, um zu verhindern, dass die Maske nach dem Tragen beim Waschen einläuft.
Die Firma Albstoffe vertreibt das spezielle Produkt „Albstoffe SHIELD JERSEY" (93 % Trevira-Bioactive, 7 % Elasthan). Trevira-Bioactive ist eine ganz besondere Polyesterfaser, die sehr gute Eigenschaften für eine selbst genähte Behelfsmaske hat.
Als Drahteinlage kannst du Aludraht, Chenilledraht (Pfeifenputzer) oder eine aufgebogene Büroklammer nehmen. Sehr dünnen Draht einfach mehrmals doppelt legen und miteinander verdrehen.

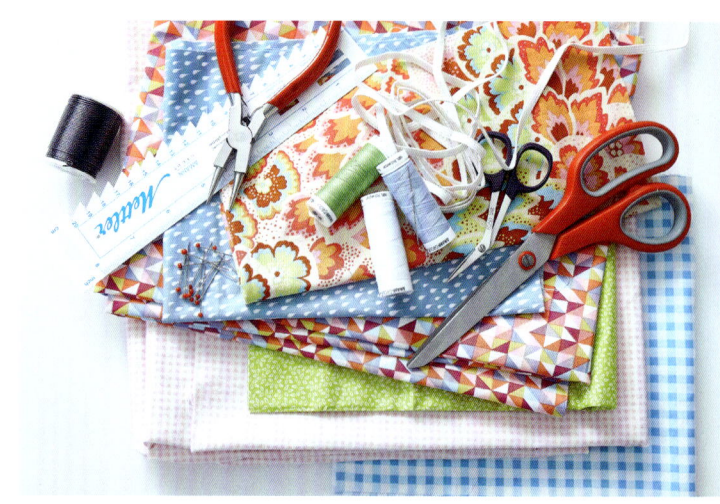

Weiter geht es auf Seite 6

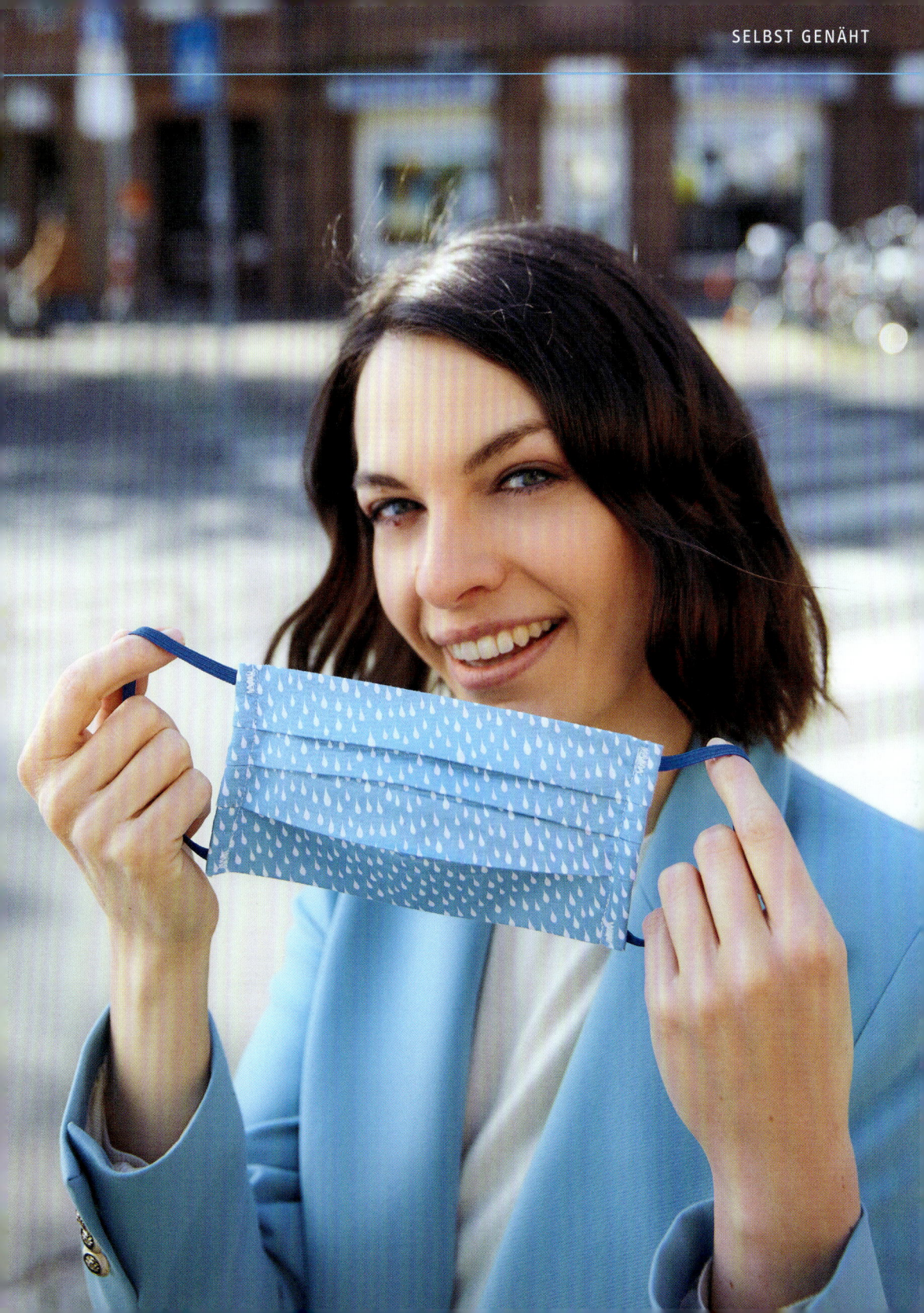

Anleitung

1 Das Schnittteil auf den Oberstoff übertragen, dabei die Nahtzugabe beachten, und ausschneiden.

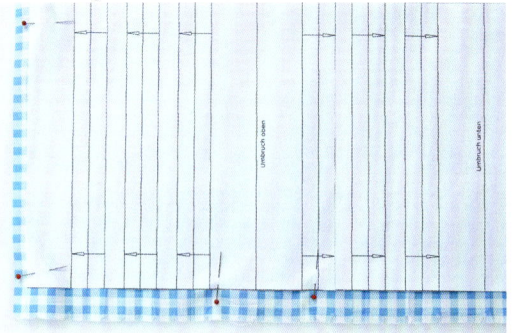

2 An den kurzen Kanten einen einfachen schmalen Saum arbeiten: Dazu die Kanten versäubern, einmal auf die linke Stoffseite klappen und feststeppen.

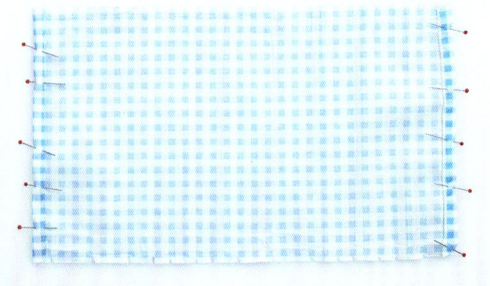

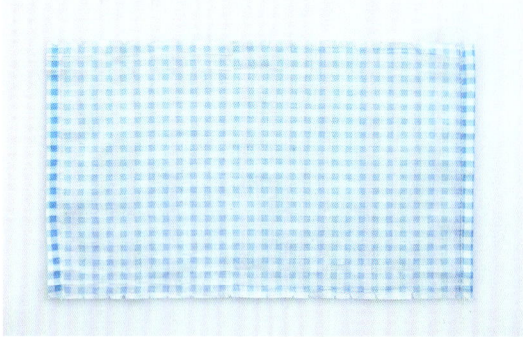

3 Für die Falten den Stoff den Pfeilen folgend falten, feststecken und heften, oder innerhalb der Nahtzugabe mit einem langen Geradstich feststeppen.

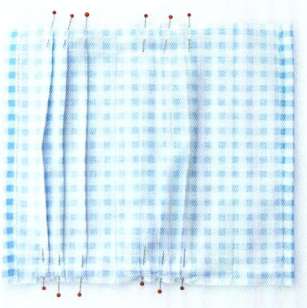

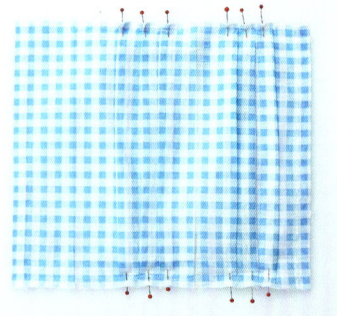

4 An der Kante für den Umbruch unten den Stoff nach links falten. An der Kante für den Umbruch oben den Stoff nach links falten, das Teil liegt über dem unteren Umbruch.

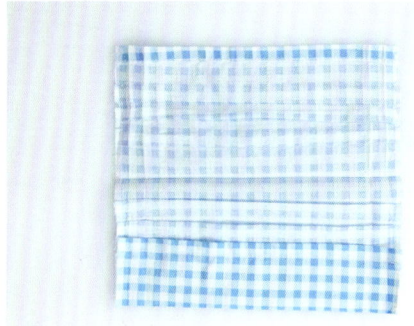

5 So entsteht eine Öffnung, in die nach Wunsch noch eine weitere Lage Stoff oder ein Filtermaterial eingeschoben werden kann.

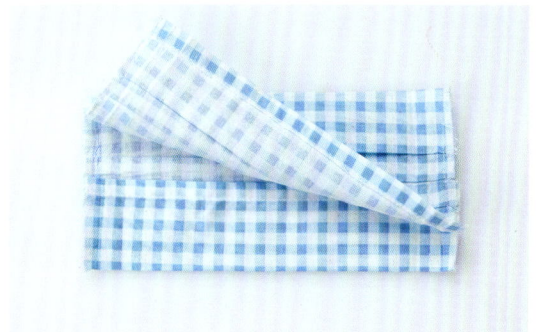

6 Für besseren Halt an der Kante für den Umbruch oben einen schmalen Tunnel, ca. 0,5 cm breit, durch beide Lagen steppen. Den Draht von den offenen Seiten her einschieben.

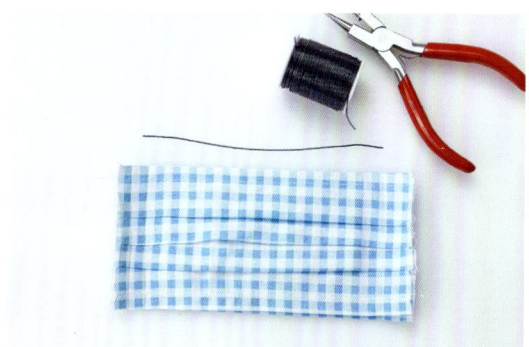

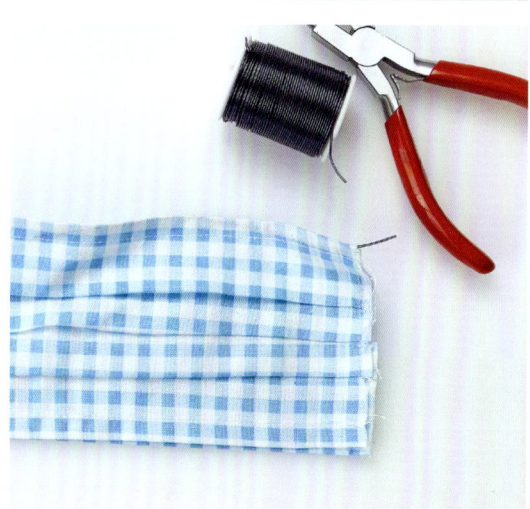

Weiter geht es auf Seite 8

7 Die offenen Kanten schmal säumen: Dafür den Stoff doppelt falten und feststeppen.

8 Das Gummiband in zwei gleich lange Stücke teilen und an den Ecken feststeppen, mit schmal eingestelltem Zickzackstich fixieren.

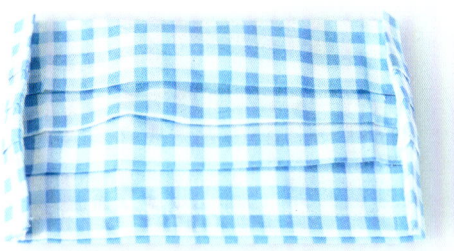

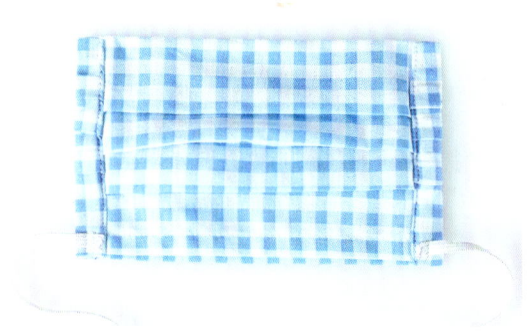

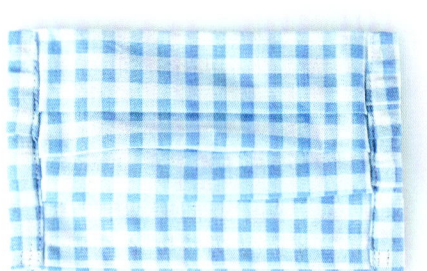

Unsere Tipps für dich

Individuelle Passform Die Länge des Gummibands ist auch abhängig davon, wie elastisch das gewählte Band ist. Wenn du für dich selbst nähst, kannst du das Gummiband erst an einer Ecke festnähen und an der anderen feststecken. Dann kannst du anprobieren, ob die Länge für dich bequem ist.

Wer kein passendes Gummiband hat, kann auch entsprechend lange Streifen aus Schrägband verwenden. Die Länge sollte dann ca. 4x 26 cm sein, damit das Band noch zur Schleife gebunden werden kann.

Von Hand genähte Behelfsmaske
mit Nadel und Faden

Wenn du keine Nähmaschine zu Hause hast, diese Maske aber trotzdem nachnähen möchtest, ist das kein Problem. Die Nähte lassen sich auch mit einer dünnen Nadel, passendem Faden und dem Stepp- oder Rückstich erzielen. Dabei ist es wichtig, den Faden nach jedem Stich gleichmäßig festzuziehen, er sollte dabei weder zu straff noch zu lose liegen. Auch wenn große Stiche verlockend scheinen – kleinere Stiche machen die Naht strapazierfähiger.

Anleitung

1 Den Faden in einer maximalen Länge von 60 cm abschneiden. Ein Fadenende in das Nadelöhr fädeln, dafür eventuell etwas anfeuchten, und ein Stück rausziehen. Das andere Fadenende mit einem Knoten sichern.

2 Die Naht wird von rechts nach links genäht. Die Nadel am Nahtanfang von der Rückseite einstechen, in einfacher Stichbreite rechts davon ausstechen. Von der Rückseite mit doppelter Stichbreite nach links stechen und den Faden durchziehen.

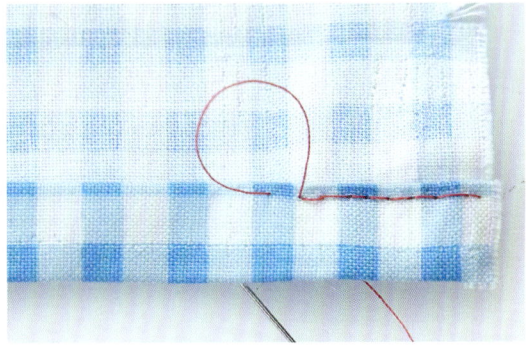

3 Für die weiteren Stiche jeweils in die letzte Ausstichstelle zurück stechen und die Nadel links davon in doppelter Stichlänge ausstechen. Den Faden anziehen.

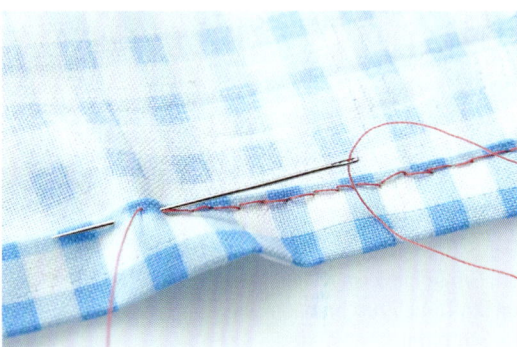

4 Bis zum Nahtende wiederholen und den Faden vernähen.

Genähte Loopmaske

aus Jersey

Der Vorteil einer Loopmaske gegenüber den üblichen Masken-Modellen ist, dass der Loop das gesamte Gesichts-feld unterhalb der Augen und den Hals gut bedeckt und auch bei Bewegung sicher sitzt.
Du brauchst nur wenige Materialien und eine Nähmaschine – auch Anfänger können die Loopmaske leicht nähen. Die Maske solltest du häufig und bei mindestens 60 Grad waschen und sofort tauschen, wenn sie feucht geworden ist.

GRÖSSE
Kinder/Erwachsene

MATERIAL
- Oberstoff (siehe Materialemp-fehlung), ca. 30 cm x 120 cm
- Gummiband, ca. 0,5 cm breit, 19,5 cm (Kinder)/ 23,5 cm (Erwachsene) lang
- farblich passendes Nähgarn

NAHTZUGABEN
Das Schnittteil in der gewünsch-ten Größe mit 1 cm Nahtzugabe im Stoffbruch zuschneiden, wie im Schnittmuster markiert.

ZUSCHNITT
Das Schnittteil 2x im Stoffbruch zuschneiden – dabei darauf ach-ten, dass die Schnitteile quer-elastisch zugeschnitten sind, sodass der fertige Loop auf jeden Fall dehnbar ist, um ihn über den Kopf ziehen zu können.
Die Markierungen mit Steck-nadeln oder mit Kreide auf das Schnittteil übertragen.

SCHNITTMUSTERBOGEN 2B

Materialempfehlung
Als Stoff eignet sich dehnbarer Jersey, am besten eine leichte Ware, die angenehm fällt. Du solltest das gewählte Material vor dem Zuschnitt un-bedingt bei hohen Temperaturen vorwaschen, um zu verhindern, dass die Maske nach dem Tragen beim Waschen einläuft. Jerseystoffe fransen an den Schnittkanten im Gegensatz zu Baumwollstoffen nicht aus, darum ist ein Versäubern der Kanten nicht notwendig.
Beim Nähen solltest du darauf achten, einen dehnbaren Stich zu ver-wenden, z. B. einen flachen Zickzackstich, oder eine Overlockmaschine. Der Loop auf dem Foto wurde mit einem Zickzackstich der Einstellung Länge = 2 und Breite = 2 genäht.
Als Gummi eignet sich am besten normaler Hosengummi in etwa 0,5 cm Breite, aber du kannst auch einen breiteren Gummi nehmen und diesen der Länge nach mit der Schere auf die gewünschte Breite schneiden.

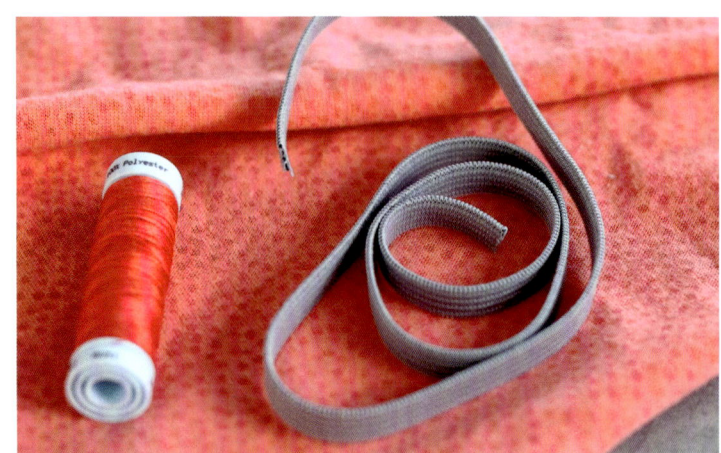

Weiter geht es auf Seite 12

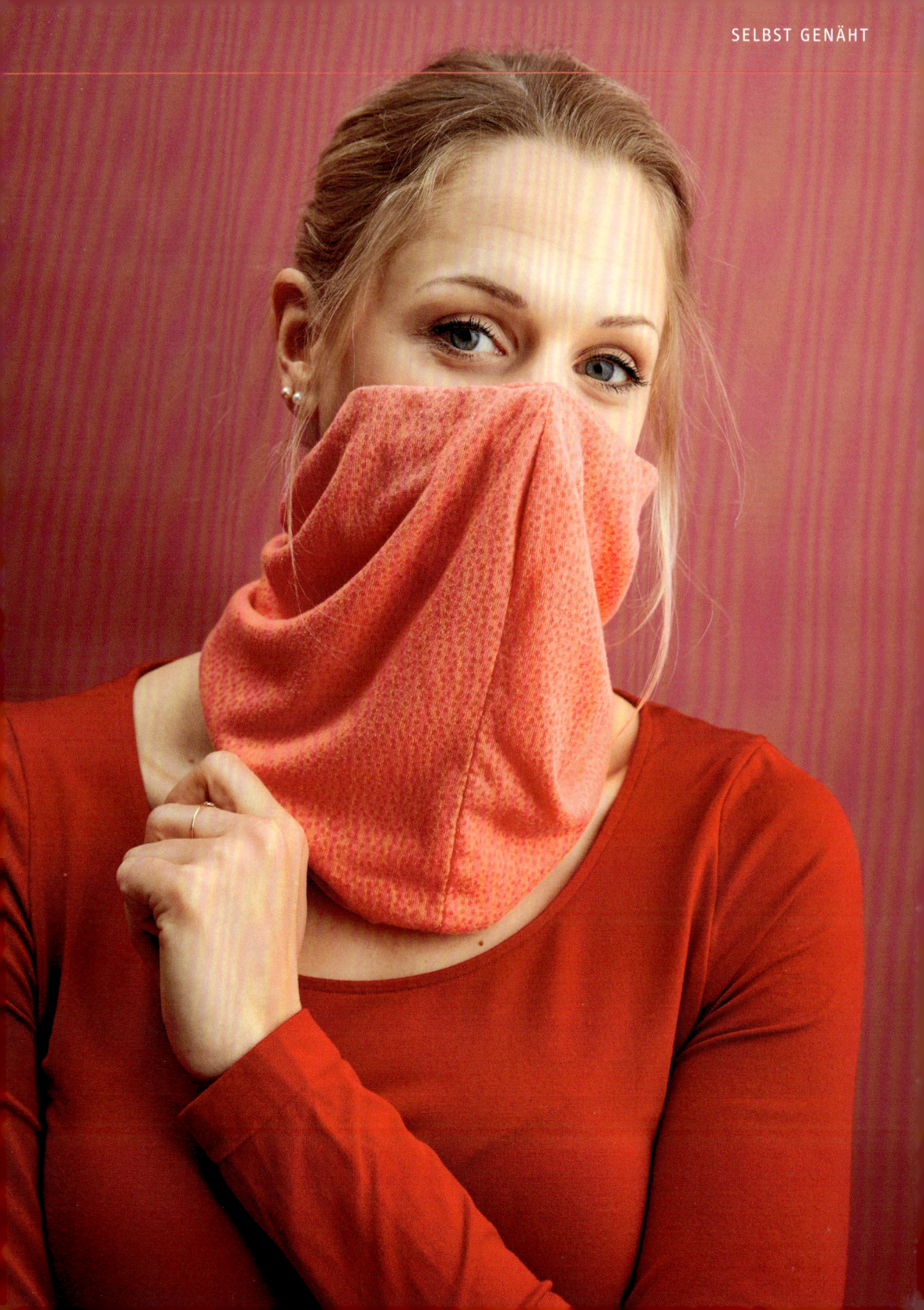

Anleitung

1 Die beiden Schnittteile rechts auf rechts legen und die Kanten mit dem „Nasenbogen" mit 1 cm Nahtzugabe zusammennähen. Nahtanfang und -ende immer mit ein paar Rückwärtsstichen verriegeln.

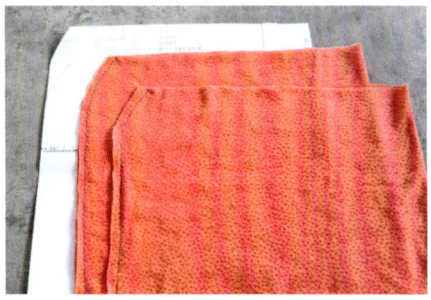

2 Beide zum Kreis geschlossenen Loopteile rechts auf rechts ineinanderlegen, sodass die beiden Nähte des Nasenbogens aufeinandertreffen. Den oberen Rand mit Stecknadeln fixieren und zusammennähen.

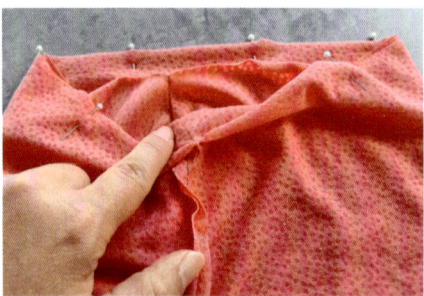

3 Die miteinander verbundenen Loopteile wenden.

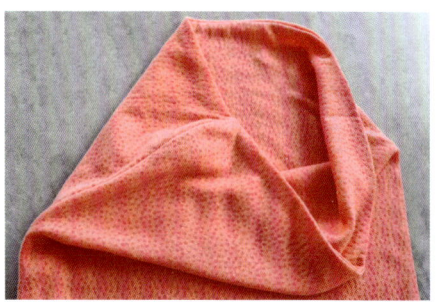

4 Die Loopmaske zusammengefaltet so auf das Schnittmuster legen, dass der genähte Nasenbogen entlang der entsprechenden Kante des Schnittteils verläuft. Die Einschnitt-Markierungen, die sich am oberen Rand des Papierschnittes befinden, mit Stecknadeln auf den Loop übertragen.

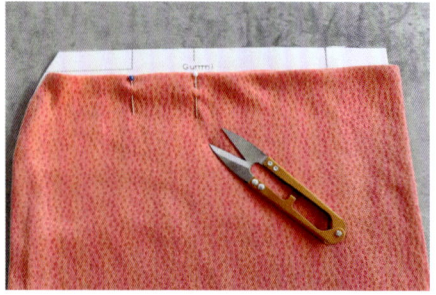

ACHTUNG: Die linke, blaue Stecknadel markiert die Stelle, die nur in der obenauf liegenden Stofflage (also in der Außenseite) 0,5 cm lang für das Gummiband eingeschnitten wird.

Einen zweiten Schnitt (0,5 cm) an der anderen Markierung (weiße Stecknadel) setzen, diesen allerdings durch die obere und auch durch die innere Stofflage (also die Außenseite und die Innenseite des Loops) führen. Auf der gegenüberliegenden Seite des Nasenbogens ebenso einschneiden, damit die fertige Loopmaske symmetrisch sitzt.

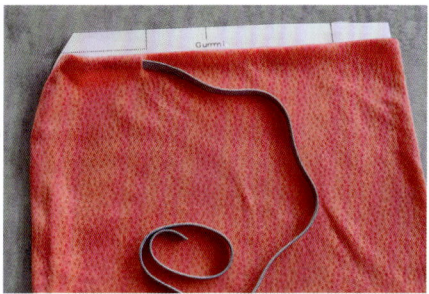

6   Durch den zweiten Schlitz auf jeder Seite das Gummiband komplett nach innen ziehen und schließlich (hinter dem Kopf) auf die gewünschte Länge verknotet – abhängig von der Kopfgröße und der Elastizität des Gummibandes. Die unteren Schnittkanten knapp nach innen schlagen und mit einer Naht schließen.

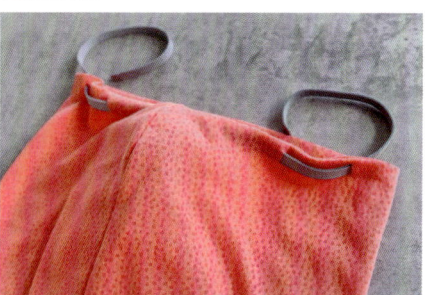

5   Das Gummiband so durch den linken Schlitz ziehen, dass es zwischen Außenseite und Innenseite des Loops verläuft und auf der anderen Seite des Nasenbogens wieder nach außen kommt. So hat das Gummiband beim Tragen keinen direkten Kontakt zur Haut.

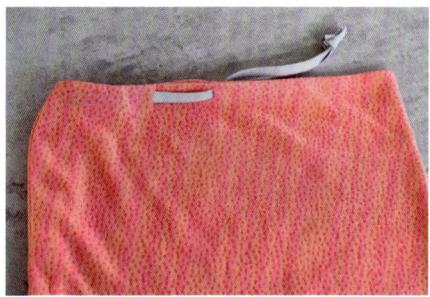

Upcycling-Maske

ganz ohne Nähen

Diese Mund-Nasen-Maske lässt sich ganz ohne Nähkenntnisse und Nadel und Faden herstellen. Alles, was du dafür brauchst, ist ein altes Shirt aus weichem, elastischem Jersey und ein Stück Draht.

Die Behelfsmaske besteht aus zwei Lagen Jersey und ist an einer Seite offen, sodass du bei Bedarf noch eine weitere Lage als Filter einstecken kannst – zum Beispiel ein Stück Vlies. Die Maske solltest du häufig und bei mindestens 60 Grad waschen und sofort tauschen, wenn sie feucht geworden ist.

GRÖSSE
Einheitsgröße

MATERIAL
- altes Shirt
- Draht, 17 cm lang
- scharfe Schere
- Lineal oder Maßband
- kleine Zange

Materialempfehlung

Jersey ist besonders anpassungsfähig und darum sehr gut für eine Behelfsmaske geeignet. Die Maske kann sich optimal an die Gesichtsform anpassen. Egal ob Baumwolle, Kunstfaser, Microfaser oder Mischgewebe – wichtig ist nur, dass das Material bei mindestens 60 Grad waschbar ist.

Als Drahteinlage kannst du Aludraht, Chenilledraht (Pfeifenputzer) oder eine aufgebogene Büroklammer nehmen. Sehr dünnen Draht einfach mehrmals doppelt legen und miteinander verdrehen.

Anleitung

1 Aus dem Shirt ein Rechteck mit der Schere ausschneiden. Der Saum des Shirts bildet dabei die untere Kante. Die Breite des Rechtecks minus 6 cm ergibt die fertige Breite der Maske. Für Erwachsene sollte das Stoffteil ca. 23 cm breit und 35 cm hoch sein. Für Kinder kann die Größe der Maske ganz einfach angepasst werden, zum Beispiel 18 cm breit und 28 cm hoch.

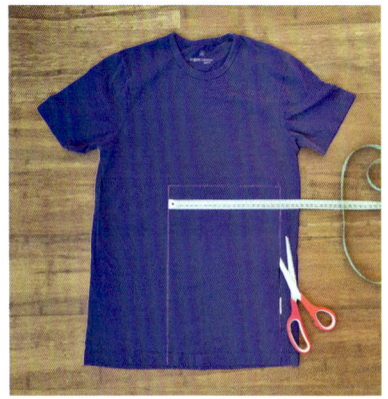

Weiter geht es auf Seite 16

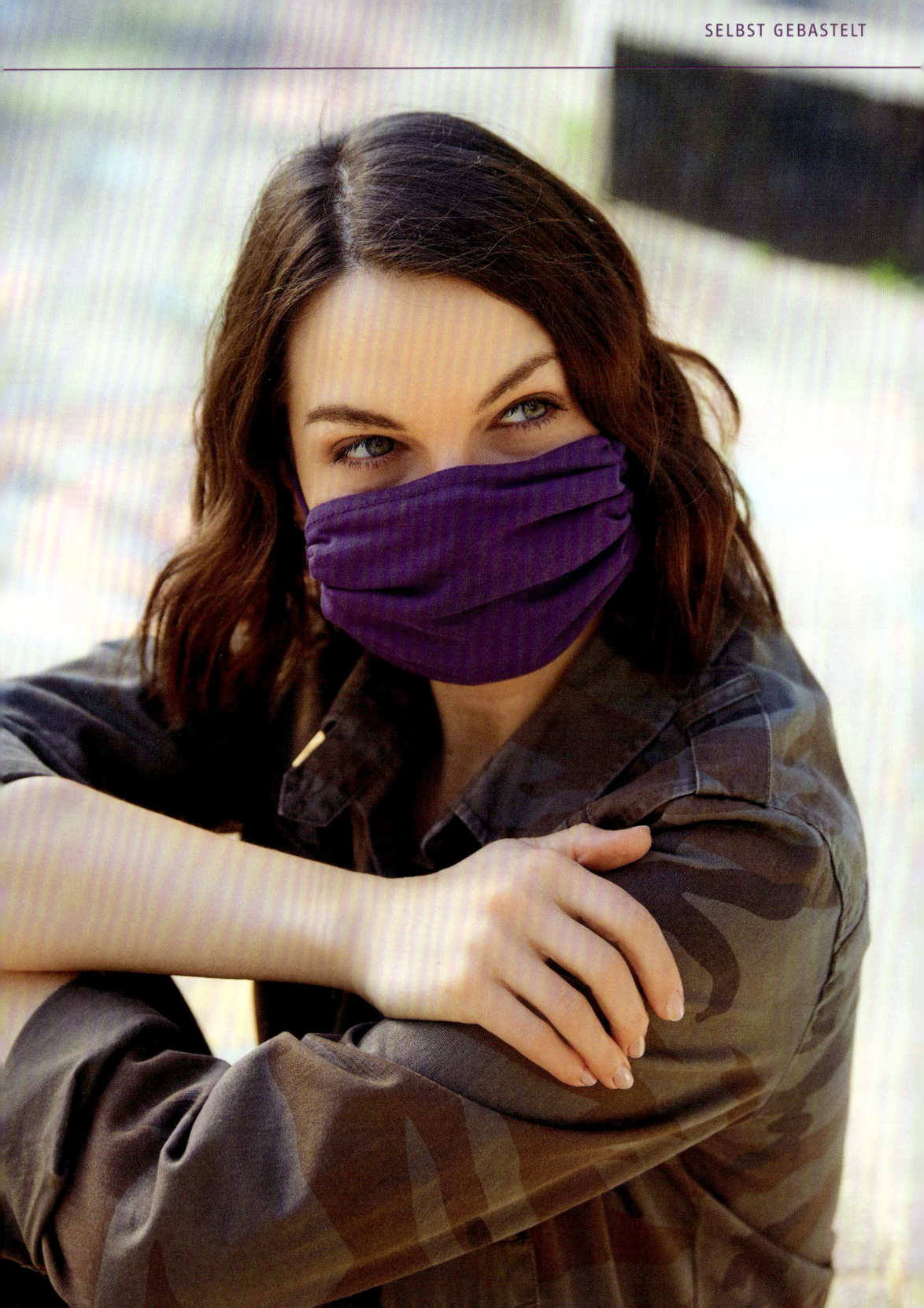

2 Das Rechteck rechts auf rechts zusammenlegen, sodass der Saum oben auf der gegenüberliegenden Kante liegt. Den Stoff an der Faltkante rechts und links 3 cm tief einschneiden. Anschließend die seitlichen Kanten mit der Schere in etwa 1,5 cm breite und 3 cm tiefe Streifen schneiden.

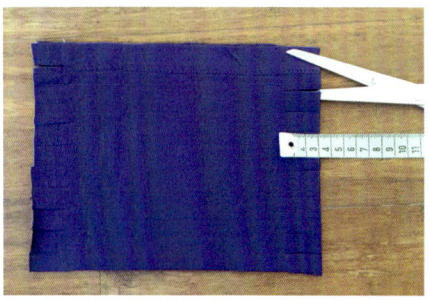

3 Den Draht an den Enden umbiegen, sodass er keine scharfen Spitzen hat, die den Stoff durchscheuern oder zu Verletzungen führen könnten. Dann den Draht in den Saum des Shirts schieben, sodass er mittig im Tunnel liegt.

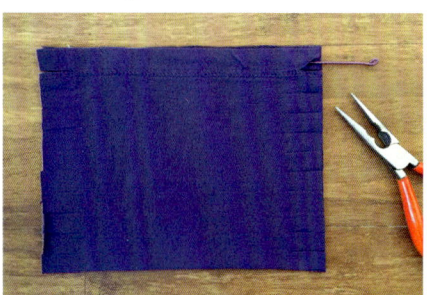

4 Nun an der ersten Kante des doppeltgelegten Stoffes beginnen und nacheinander immer ein Streifenpaar mit einem Doppelknoten fest miteinander verknoten.

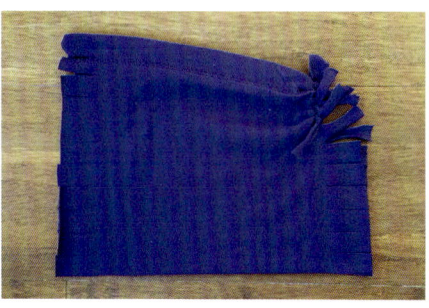

5 Wenn die erste Kante fertig ist, die zweite Kante ebenso verknoten. So entsteht eine Tasche, die oben offen ist.

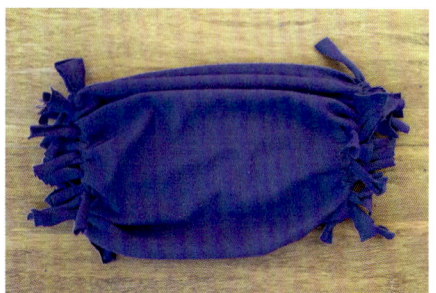

6 Die Tasche von innen nach außen stülpen, sodass die Fransen innen liegen.

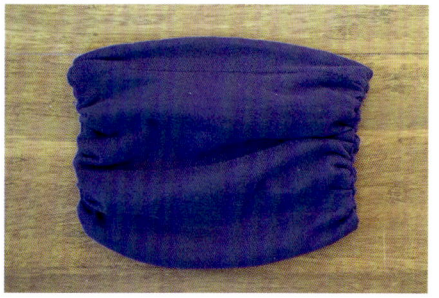

7 Waagerecht aus dem Shirt zwei 30 cm lange und 2 cm breite Streifen schneiden. Die Streifen der Länge nach dehnen, damit sie sich an den Längskanten einrollen. Auch die Kanten der Maske etwas dehnen, sodass kleine Löcher zwischen den Knoten sichtbar werden. Die Streifen nun an der rechten und linken Kante der Maske zwischen den Knoten durchweben. Auch ein fester Knoten am vorderen Ende der Streifen erleichtert das Weben.

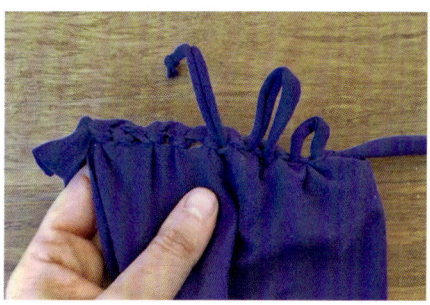

8 Die Maske mit den Bändern etwas raffen und sie testweise aufsetzen. Den Draht, der sich dabei oben in der äußeren Stofflage befindet, so biegen, dass er an Nase und Wangen gut anliegt. Die richtige Länge der Bänder bestimmen. Die Maske muss gut anliegen, die Bänder sollen hinter den Ohren aber nicht einschneiden. Die Bänder verknoten und die überstehenden Enden abschneiden.

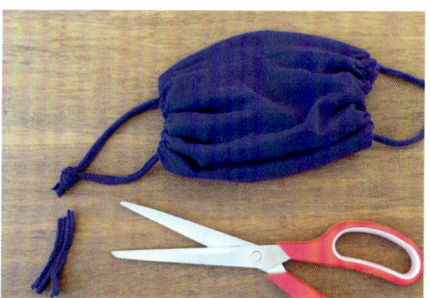

Gefaltete Behelfsmaske

aus Küchenkrepp

Für diese Maske brauchst du nur Dinge, die in jedem Haushalt vorhanden sind. Sie besteht aus Küchenkrepp, Papiertaschentuch und Haushaltsgummis. Sie kann nur einmal verwendet werden und wird nach Gebrauch entsorgt. Achte beim Ablegen darauf, die Maske nicht mit ungeschützten Händen zu benutzen und sie nicht mit deinem Gesicht in Berührung zu bringen. Wasch dir anschließend gründlich die Hände.

GRÖSSE
Einheitsgröße

MATERIAL
- 1 Blatt Küchenpapier
- 1 Papiertaschentuch
- Malerkrepp oder Klebefilm
- 2 Haushaltsgummis, ø ca. 8 cm
- Tacker
- Schere
- Draht (optional)

Wichtig: Wasch dir gründlich die Hände, bevor du anfängst und desinfiziere bzw. wasche die Gummis und die Arbeitsunterlage.

Anleitung

1 Ein Blatt Küchenpapier in der Mitte durchschneiden. Ein Taschentuch in der Mitte falten und auf eine Hälfte des Küchenpapiers legen. Die Seite mit dem Taschentuch wird die Innenseite der Maske.

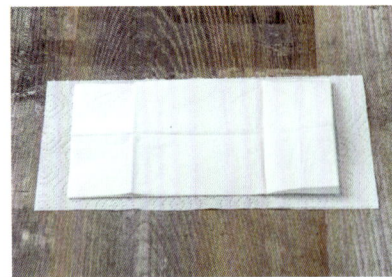

2 Küchenpapier und Taschentuch an den kurzen Seiten mit Klebefilm oder Malerkrepp zusammenkleben. Dies stabilisiert die Maske zusätzlich.

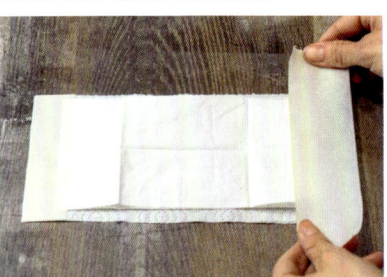

Weiter geht es auf Seite 20

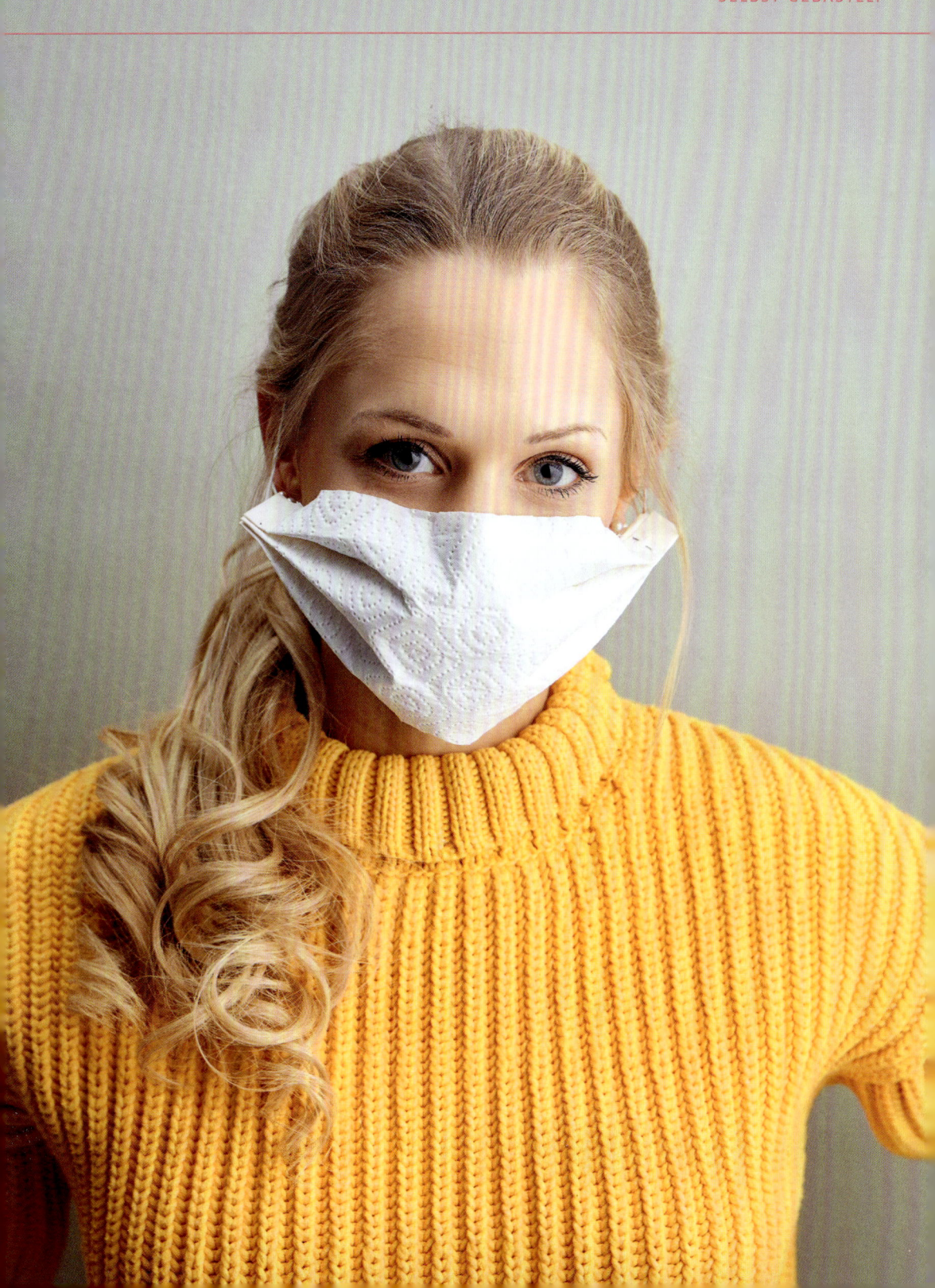

3 Die Maske an der breiten Seite abwechselnd nach vorne und nach hinten falten, sodass eine Ziehharmonika-Faltung entsteht.

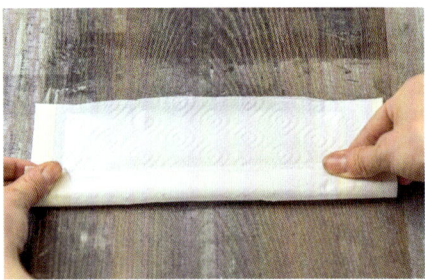

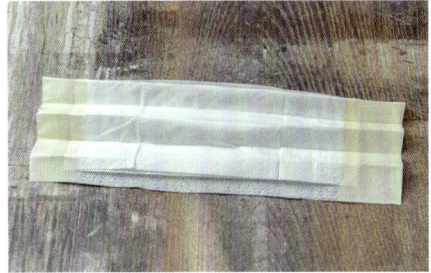

4 Ein Haushaltsgummi in die Falten am Rand der schmalen Seite legen und die Falten zusammentackern. Achte darauf, dass die Tackerklammer über das Gummi führt, es jedoch nicht durchsticht. Diesen Schritt auf der anderen Seite wiederholen.

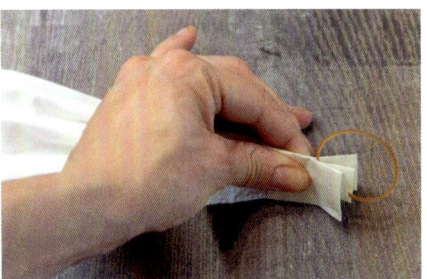

5 Die Maske vorsichtig auseinanderziehen.

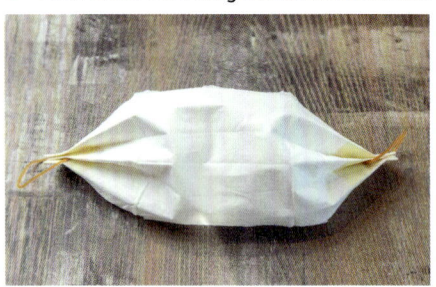

Unser Tipp für dich

Perfekter Sitz Um die Passform zu verbessern, kannst du zusätzlich ein Stück Draht am oberen Rand der Maske festkleben. Nimm ein Stück Draht, das du bequem über deinen Nasenrücken legen kannst und klebe es am oberen Rand der Maske fest. Setze die Maske auf und drücke den Draht an deinem Nasenrücken fest.

Gesichtsschild
aus Prospekthülle

Dieser Schild lässt sich problemlos auf unterschiedliche Kopfgrößen anpassen. Wichtig ist dabei, dass der verwendete Haarreif gut sitzt und nicht eindrückt. Achte darauf, dass du den Schild nach jedem Gebrauch sorgfältig mit heißem Wasser abspülst und desinfizierst.

GRÖSSE
Einheitsgröße

MATERIAL
- 1 Prospekthülle, glasklar (alternativ Laminierfolie)
- 1 Haarreif aus Plastik
- Elastikband, 6 mm breit, ca. 24 cm lang
- Malerkrepp oder Packband
- Heißklebepistole
- Schere

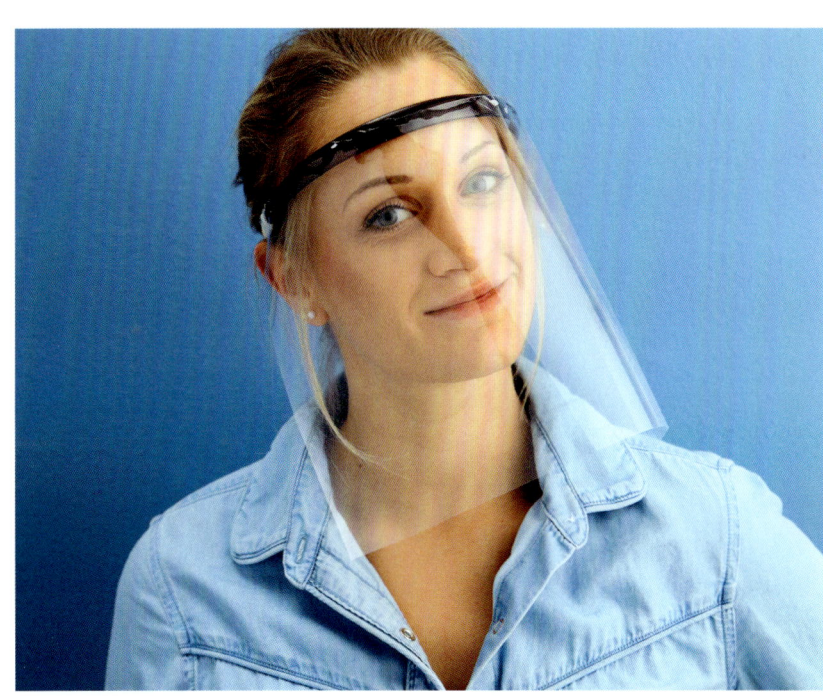

Anleitung

1 Die Ränder der Prospekthülle abschneiden, sodass sich zwei einzelne Seiten ergeben. Benötigt wird nur eine Seite.

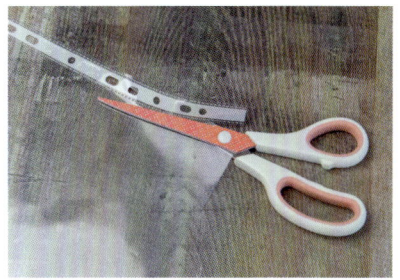

Weiter geht es auf Seite 22

2 Das Elastikband mit Hilfe von Klebeband am Haarreif fixieren: Dafür das Elastikband an einem Ende des Haarreifes anlegen und mit Klebeband umwickeln. Mit dem anderen Ende des Haarreifes ebenso verfahren. Überprüfen, ob sich der Haarreif gut um den Kopf legen lässt – er soll dabei frontal vor der Stirn liegen. Ist das Elastikband zu lang, muss es entsprechend gekürzt werden.

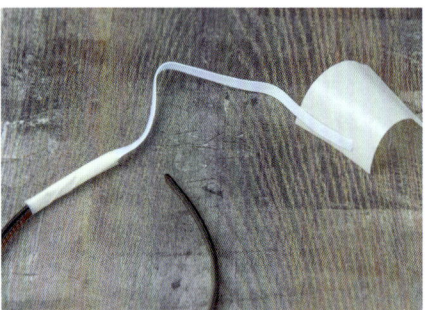

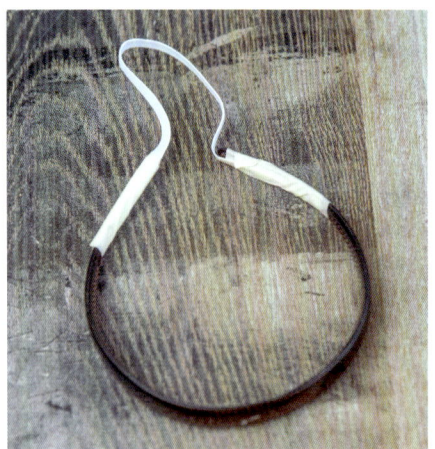

3 Die Prospekthülle mit der langen Seite am Haarreif befestigen: Dazu etwas Heißkleber auf die gesamte Oberseite des Haarreifs geben, einen Moment warten und den Haarreif anschließend auf die Kante der Prospekthülle drücken.

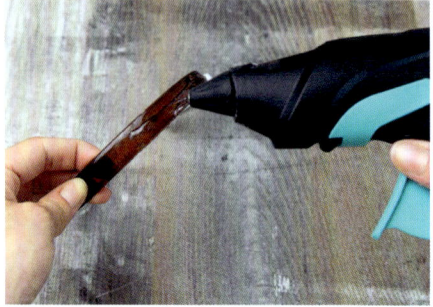

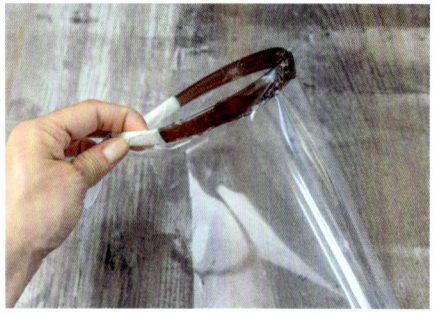

ACHTUNG: Die Prospekthülle dabei so wenig wie möglich berühren, da sie dünn ist und dadurch schnell heiß wird. Zum Andrücken lässt sich auch die Schere verwenden.

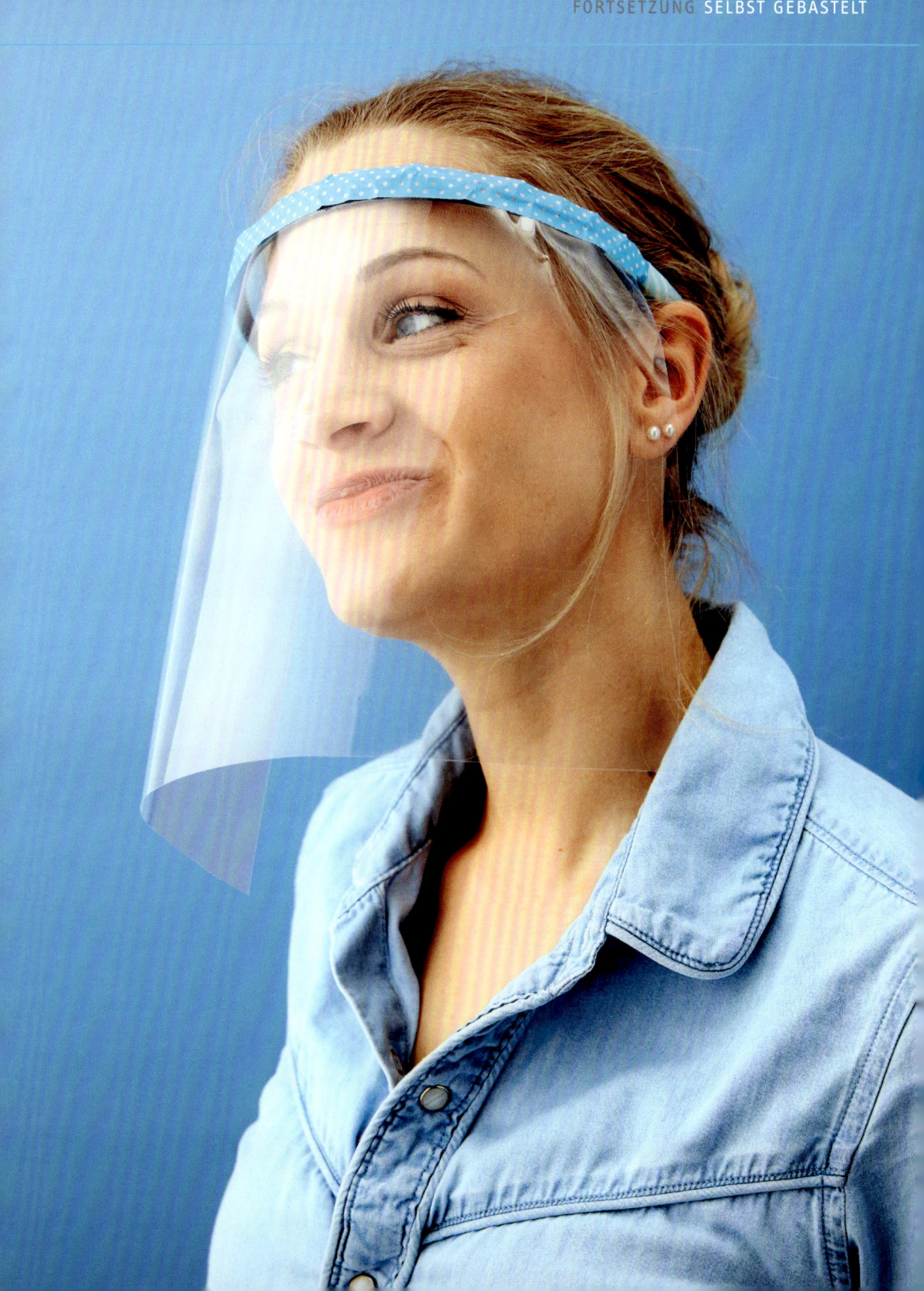

DIY-Schutzkittel

mit praktischen Bindebändern

Ein DIY-Schutzkittel hilft, Viren und andere Erreger von deiner Alltagskleidung fernzuhalten und auch umgekehrt, die Verbreitung von Viren und Erregern einzudämmen, die der Träger des Schutzkittels eventuell mit seiner Kleidung transportiert,. So ist ein selbst genähter Kittel eine gute Behelfslösung, wenn professionelle Schutzkleidung nicht verfügbar ist und stellt in Kombination mit einer Behelfsmaske eine Möglichkeit dar, allgemeingültigen Quarantänemaßnahmen so weit wie möglich gerecht zu werden – zum Beispiel bei der häuslichen Pflege von Patienten oder auch bei der Begegnung mit Patienten in Pflegeeinrichtungen.

Dieser Schnitt bietet dir eine Einheitsgröße für Erwachsene. Der weit geschnittene Kittel wird mit Bindebändern auf Figur gebracht und bietet so ein größtmögliches Maß an Bewegungsfreiheit.

Du brauchst nur wenige Materialien und eine Nähmaschine, auch fortgeschrittene Anfänger können den Schutzkittel leicht nähen.

GRÖSSE

Einheitsgröße Erwachsene

MATERIAL

- Oberstoff aus Baumwolle (siehe Materialempfehlung), 2,10 m lang, 1,40 m breit
- Schrägband, ca. 400 cm lang
- Gummiband, 0,5 cm breit, ca. 45 cm lang (angepasst an Umfang der Handgelenke)
- Klettband, 15 cm lang
- farblich passendes Nähgarn

NAHTZUGABEN

Die Schnittteile mit 1 cm Nahtzugabe im Stoffbruch zuschneiden, wie im Schnittmuster markiert.

ZUSCHNITT

Alle Schnittteile mit 1 cm Nahtzugabe zuschneiden. Beim Vorderteil darauf achten, im Stoffbruch zuzuschneiden. Die Ärmel und die beiden Rückenteile gegengleich zuschneiden, wie im Schnittmuster markiert. Die Markierungen mit Stecknadeln oder mit Kreide auf das Schnittteil übertragen. Für die Bindebänder innen 2x 75 cm und die Bindebänder außen 2x 85 cm Schrägband abschneiden.

SCHNITTMUSTERBOGEN 1A, 2A + 2B

Materialempfehlung

Als Stoff eignet sich Baumwolle. Du solltest das gewählte Material vor dem Zuschnitt unbedingt bei hohen Temperaturen vorwaschen, um zu verhindern, dass der Schutzkittel nach dem Tragen beim Waschen einläuft.

Für Halseinfassung und Bindebänder eignet sich am besten ein Schrägband aus Baumwolle.

Als Gummi für die Ärmelabschlüsse kann man normalen Hosengummi in etwa 0,5 cm Breite einziehen, aber du kannst auch einen breiteren Gummi nehmen und diesen der Länge nach mit der Schere auf die gewünschte Breite teilen.

Um den Kittel im Rücken oben, ohne Hilfe einer weiteren Person, einfach zu schließen, ist ein Klettband eine gute Möglichkeit. Alternativ ist auch ein Druckknopf verwendbar.

Weiter geht es auf Seite 26

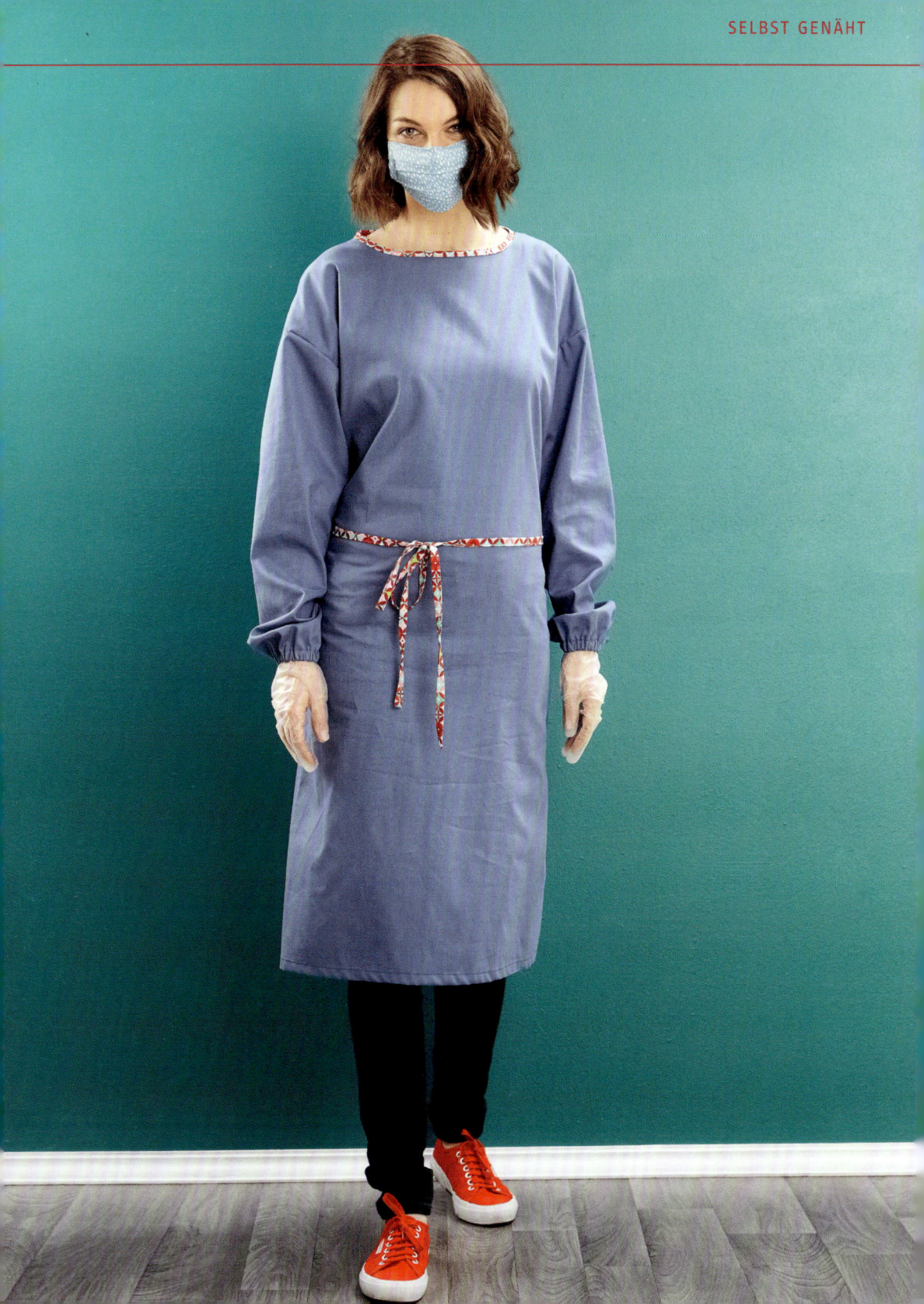

Anleitung

1 Mit dem Zickzackstich der Nähmaschine (oder mit der Overlockmaschine) am Vorderteil und an beiden Rückenteilen die Schulternähte, die Armausschnitte und die Seitennähte versäubern.

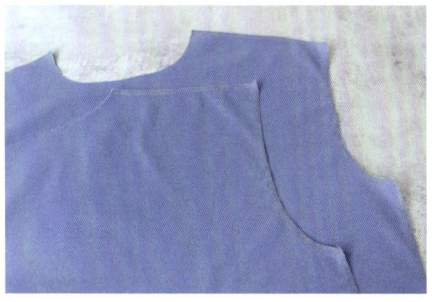

2 Die beiden Rückenteile jeweils rechts auf rechts auf das Vorderteil legen und mit Stecknadeln fixieren. Die Schulternähte mit 1 cm Nahtzugabe zusammennähen. Die Naht auseinanderbügeln.

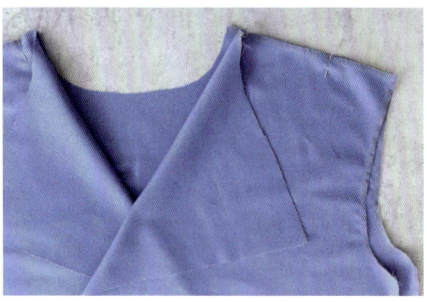

3 Den Halsausschnitt mit dem Schrägband einfassen und alle Lagen mit einem Geradstich zusammensteppen.

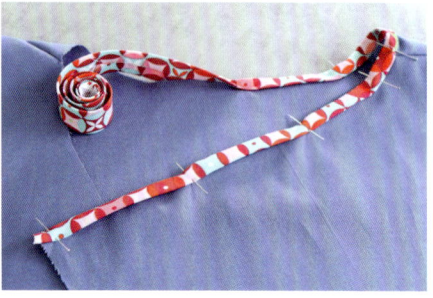

4 Die Ärmel entsprechend ihrer Markierungen für Vorderteil, Rückenteil und Schulternaht an die Armausschnitte stecken und annähen.

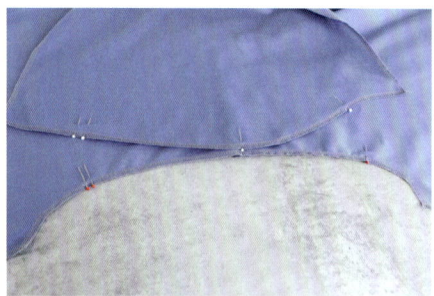

5 Die Ärmelnaht sowie die Seitennaht von Vorder- und Rückenteil in einem Zug bis zum Saum schließen. Die Naht auseinanderbügeln.

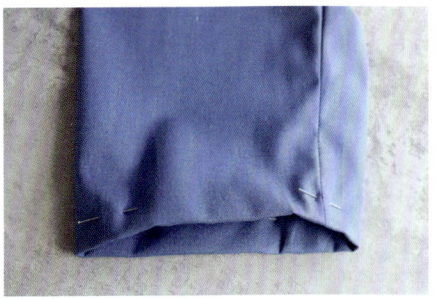

6 Den Ärmel 1 cm nach innen doppelt umschlagen und einen Tunnel nähen. Dabei ca. 2 cm offen lassen, um das Gummiband in der gewünschten Länge gemäß Umfang des Handgelenkes einziehen zu können.

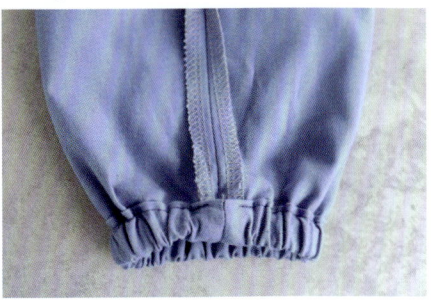

7 Die langen Kanten der Rückenteile 1 cm nach innen doppelt umschlagen und feststeppen.

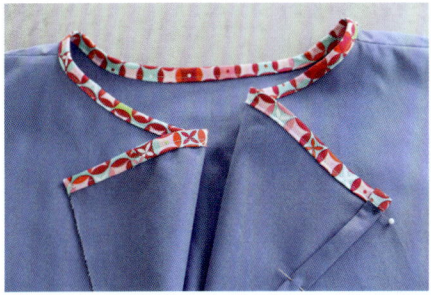

8 Den Saum unten zwei Mal 1 cm nach innen klappen und feststeppen.

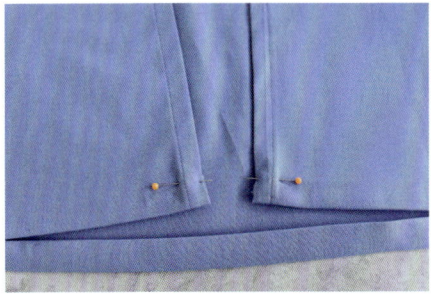

Weiter geht es auf Seite 28

9 Für die Bindebänder das zugeschnittene Schrägband zusammenklappen und zusammennähen.
Je 1 äußeres Bindeband an der im Schnittteil markierten Stelle an die Rückenteile steppen. Dann je 1 inneres Bindeband neben der Seitennaht von innen gemäß der Markierungen auf dem Schnittteil feststeppen.

10 Die Hakenseite und die Flauschseite des Klettbandes wie im Schnittteil markiert so an den Rückenteilen feststeppen, dass die beiden Rückenteile später übereinanderlappend an den Klettstellen aufeinandertreffen. Alternativ können die Rückenteile an dieser Stelle auch mit einem Druckknopf geschlossen werden.

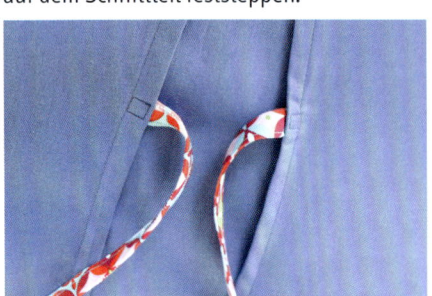
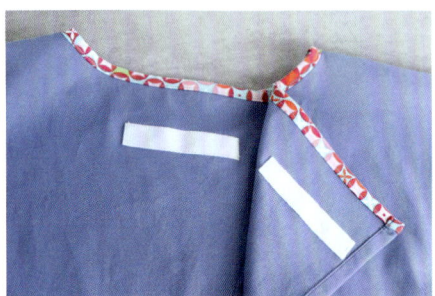

Wichtig: Der Schutzkittel sollte nach jedem Tragen bei mindestens 60 Grad gewaschen werden und bei Verschmutzung aus Hygienegründen gegen einen sauberen Kittel gewechselt werden.

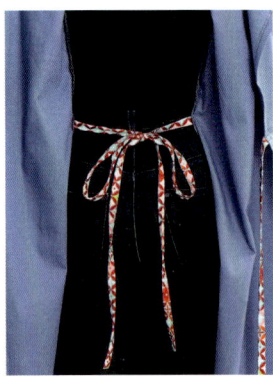
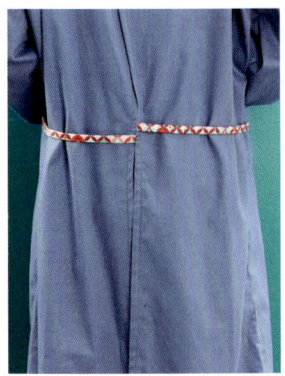
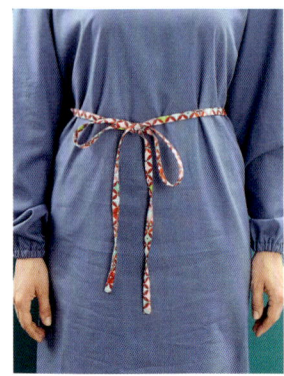

Handdesinfektionsmittel

ganz natürlich

Dieses natürliche Handdesinfektionsmittel ist eine gute Alternative für den alltäglichen Gebrauch, z. B. beim Einkaufen oder für unterwegs, wenn kein Waschbecken zur Verfügung steht. Beachte aber, dass dieses Mittel keinen medizinischen Schutz vor Covid-19 und anderen Viren darstellt.

ZUTATEN FÜR CA. 60 ML

- 30 ml hochprozentiger Alkohol, z. B. Weingeist oder Melissengeist
- 30 ml abgekochtes, erkaltetes Wasser
- 3 Tropfen Teebaumöl
- 3 Tropfen ätherisches Öl mit antimikrobiellen Eigenschaften und frischem Duft, z. B. Lavendel, Pfefferminze, Nelken oder Eukalyptus
- 1 TL Aloe-Vera-Gel
- leere Kosmetik-Sprühflasche

Wichtig: Achte darauf, dass die Arbeitsfläche sauber ist und spüle die Gefäße vor Gebrauch mit heißem Wasser aus.

Anleitung

1 Wasser, Alkohol und Aloe-Vera-Gel in einer sauberen Schüssel miteinander vermischen und in die Sprühflasche füllen.

2 Ätherisches Öl tropfenweise dazugeben.

3 Die Flasche verschließen und gründlich schütteln. Das Desinfektionsmittel vor jedem Gebrauch noch einmal kurz schütteln, einige Tropfen in eine Hand gießen oder sprühen und die Hände gründlich aneinander reiben.

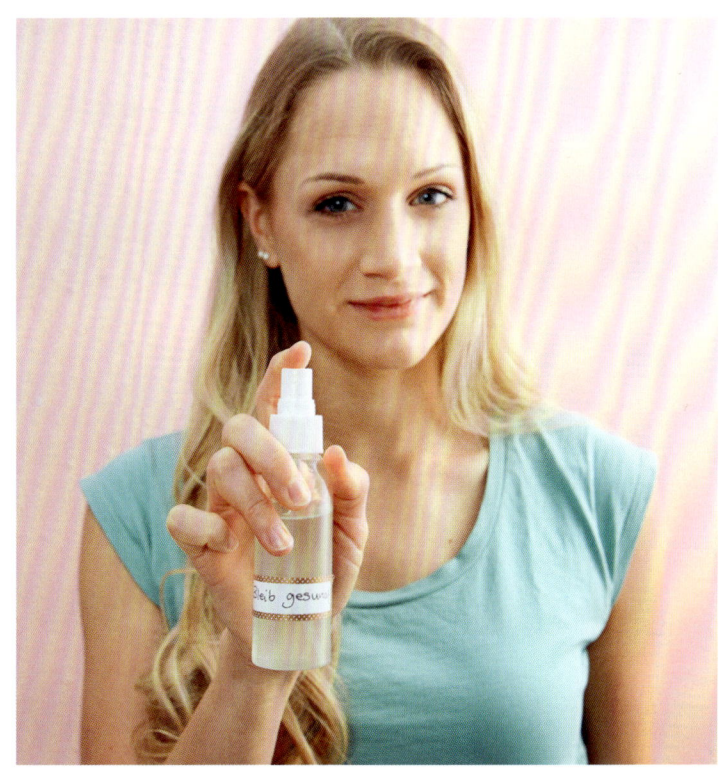

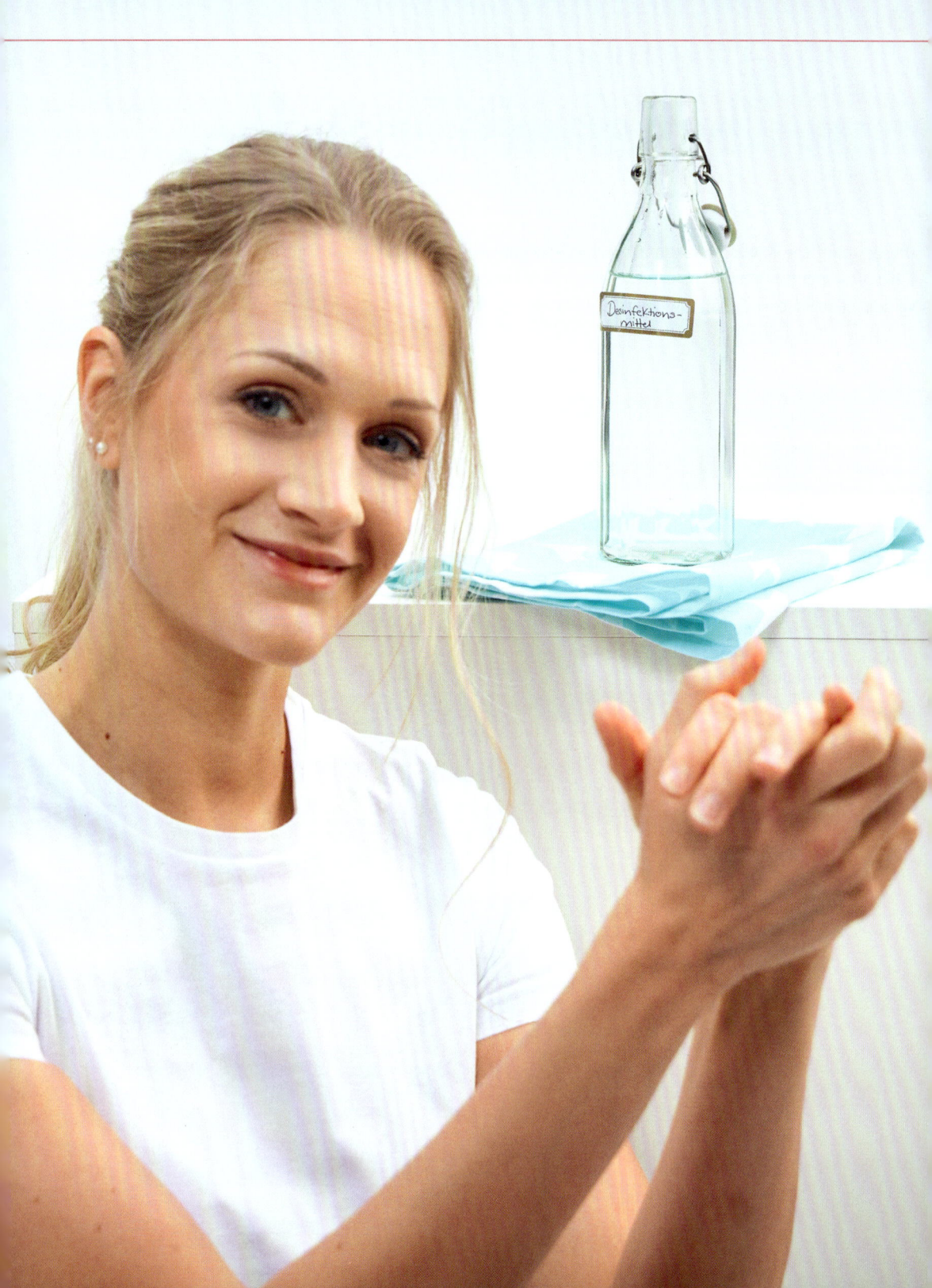

Desinfektionsmittel

nach Vorgaben der WHO

Dieses Rezept für Desinfektionsmittel geht über die Wirkung einfacher Desinfektionsmittel für den Hausgebrauch hinaus und basiert auf den Empfehlungen der Weltgesundheitsorganisation (WHO).
Es wirkt antibakteriell und antiviral. Die Zutaten sind in Drogerie und Apotheke erhältlich. Beachte aber, dass dieses Mittel keinen medizinischen Schutz vor Covid-19 und anderen Viren darstellt.

ZUTATEN FÜR CA. 500 ML

- 415 ml Ethanol (96 % Vol.)
- 22 ml Wasserstoffperoxid (3 %ig)
- 7 ml Glycerin
- 55 ml abgekochtes oder destilliertes Wasser
- Messbecher
- Glas-oder Plastikflasche mit 500 ml Fassungsvermögen

Anleitung

1 Ethanol in die Glas- oder Plastikflasche füllen.

2 Wasserstoffperoxid und Glycerin hinzufügen und mit dem Wasser auffüllen.

3 Die Flasche schnell fest verschließen. Mehrfach gut schütten, um alle Zutaten gründlich zu vermischen. Für den Gebrauch unterwegs das Mittel in eine Sprühflasche füllen.

Wichtig: Durch den hohen Alkoholgehalt ist das Desinfektionsmittel leicht entflammbar und kann Augen und Atemwege reizen. Deshalb für Kinder unzugänglich aufbewahren. Das Desinfektionsmittel muss korrekt angewendet werden. Gib eine großzügige Menge in eine Hand. Verreibe das Mittel in beiden Händen bis zur Handwurzel und verteile es besonders gründlich auch zwischen den Fingern.

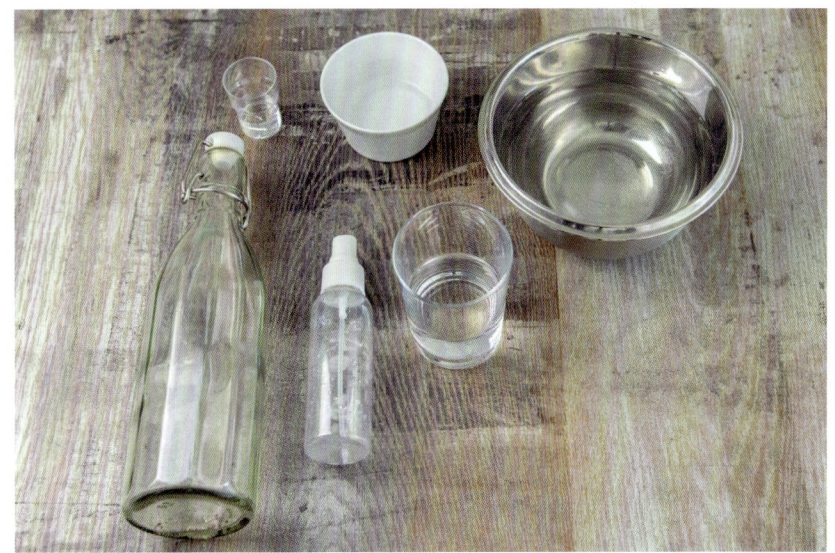

Mehr Infos

Aktuelle Informationen zur Covid-19-Lage sowie Empfehlungen bietet das Robert-Koch-Institut (www.rki.de) sowie die Bundeszentrale für gesundheitliche Aufklärung (www.infektionsschutz.de/coronavirus).
Hinweise zur Verwendung von selbst hergestellten Masken gibt das Bundesinstitut für Arzneimittel und Medizinprodukte (www.bfarm.de/schutzmasken.html).

Spenden

Du möchtest aktiv werden und anderen mit deinem Hobby und deiner Zeit helfen? Auf der Seite Maskmaker (www.maskmaker.de) findest du Adressen und Informationen von Einrichtungen, die Behelfs-Mundschutz-Masken dringend benötigen und an die du selbst genähte Masken spenden kannst.

Danke!

Wir danken der Firma Swafing (www.swafing.de) sowie allen an diesem Buch Beteiligten ganz, ganz herzlich. Ohne deren besonderes Engagement wäre eine so schnelle Realisierung überhaupt nicht möglich gewesen. Wir hoffen sehr, dass es wenigstens etwas zur Eindämmung der Pandemie beitragen kann.

TOPP – Unsere Servicegarantie

WIR SIND FÜR SIE DA! Bei Fragen zu unserem umfangreichen Programm oder Anregungen freuen wir uns über Ihren Anruf oder Ihre Post. Loben Sie uns, aber scheuen Sie sich auch nicht, Ihre Kritik mitzuteilen – sie hilft uns, ständig besser zu werden.

Bei Fragen zu einzelnen Materialien oder Techniken wenden Sie sich bitte an unseren Kreativservice, Frau Erika Noll.
mail@kreativ-service.info
Telefon 0 50 52 / 91 18 58

Das Produktmanagement erreichen Sie unter:
pm@frechverlag.de
oder:
frechverlag
Produktmanagement
Turbinenstraße 7
70499 Stuttgart
Telefon 07 11 / 8 30 86 68

LERNEN SIE UNS BESSER KENNEN! Fragen Sie Ihren Hobbyfach- oder Buchhändler nach unserem kostenlosen Magazin **Meine kreative Welt.** Darin entdecken Sie dreimal im Jahr die neuesten Kreativtrends und interessantesten Buchneuheiten.

Oder besuchen Sie uns im Internet! Unter **www.topp-kreativ.de** können Sie sich über unser umfangreiches Buchprogramm informieren, unsere Autoren kennenlernen sowie aktuelle Highlights und neue Kreativtechniken entdecken, kurz – die ganze Welt der Kreativität.

Kreativ immer up to date sind Sie mit unserem monatlichen **Newsletter**. Für aktuelle Infos, Gratis-Anleitungen und Gewinnspiele gleich anmelden unter **www.TOPP-kreativ.de/Newsletter**

IMPRESSUM

MODELL- UND SCHRITTFOTOS: frechverlag GmbH, 70499 Stuttgart; lichtpunkt, Michael Ruder, Stuttgart
ZUSÄTZLICHE SCHRITTFOTOS: Miriam Menger (S. 10-13, 26-28), Susanne Pypke (S. 14-17), Tanja Kasten (S. 18-22, 29-31)
TEXTE: Eva-Barbara Zirn (S. 4-8), Miriam Menger (S. 10-13, 26-28), Susanne Pypke (S. 14-17), Tanja Kasten (S. 18-22, 29-31), Karin Roser (Klappen)
SCHNITTE: Stefanie Kroth (S. 4-13, 24-28)
PRODUKTMANAGEMENT UND LEKTORAT: Seline Gwinn
COVERGESTALTUNG: Sandra Preinl
GESTALTUNG: Petra Theilfarth
DRUCK: Tiskárna Grafico s.r.o., Tschechische Republik

1. Auflage 2020

© 2020 **frechverlag** GmbH, Turbinenstraße 7, 70499 Stuttgart

ISBN 978-3-7724-6847-6 • Best.-Nr. 6847